Magendie

MÉMOIRE

SUR

QUELQUES DÉCOUVERTES RÉCENTES

RELATIVES AUX FONCTIONS

DU SYSTÈME NERVEUX.

LU A SÉANCE PUBLIQUE DE L'ACADÉMIE DES SCIENCES, LE 2 JUIN 1823.

Par M. MAGENDIE,

Membre de l'Institut et de l'Académie royale de Médecine, etc.

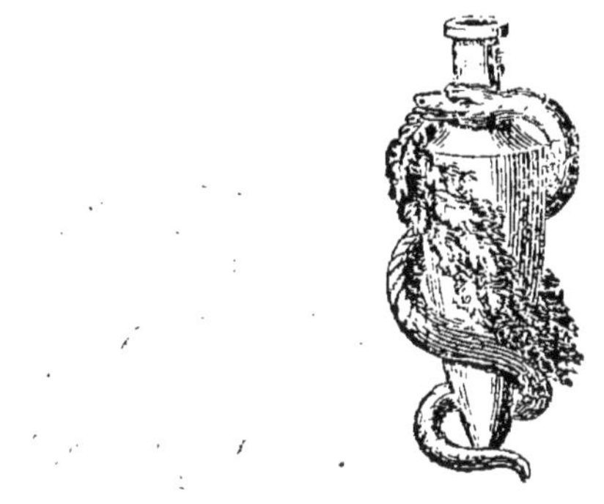

A PARIS,

CHEZ MÉQUIGNON-MARVIS, LIBRAIRE,

RUE CHRISTINE, N° 1;

CI-DEVANT RUE DE L'ÉCOLE DE MÉDECINE, N° 3.

1823.

MÉMOIRE

SUR

QUELQUES DÉCOUVERTES RÉCENTES

RELATIVES AUX FONCTIONS

DU SYSTÈME NERVEUX.

LU A LA SÉANCE PUBLIQUE DE L'ACADÉMIE DES SCIENCES, LE 2 JUIN 1823,

PAR M. MAGENDIE.

LE temps n'est pas encore loin de nous où la Physiologie n'était qu'un bizarre assemblage de fictions quelquefois ingénieuses et de subtilités toujours obscures : une foule d'êtres chimériques, des esprits, des humeurs, des principes, avaient reçu une existence réelle, et ce qu'on appelait la science était une sorte de fable ou de poème dont ces êtres imaginaires étaient les principaux personnages; l'action et les rôles variaient au gré des auteurs, suivant le goût du siècle et l'esprit de l'école; enfin, les physiologistes étaient poètes et romanciers, jamais observateurs, et la nature vivante restait inconnue.

Le XVIIe siècle, cette époque mémorable dans l'histoire de l'esprit humain, a vu naître une autre Physiologie. Celle-ci n'invente ni ne crée, elle observe et elle étudie; les expériences précises, les faits exacts, les déductions sévères y sont seules admises; et si elle n'a pas encore toute la rigueur des sciences physiques, il ne faut plus l'attribuer à sa méthode, mais seulement à la nature des phénomènes dont elle s'occupe.

L'Académie des sciences a toujours accueilli avec bienveillance et secondé de tous ses efforts cette Physiologie qui ne veut être que vraie; et c'est sans doute pour imprimer à ses travaux une marche plus rapide et plus sûre, que naguère elle acceptait les dons de cet homme respectable, qui a fait, en mourant, un si noble et si utile emploi de sa fortune.

Il est donc permis d'espérer que les mystères de la vie, dont l'homme est depuis si long-temps témoin sans les comprendre, lui seront successivement dévoilés, et qu'il fera sur le monde vivant les mêmes conquêtes qu'il a faites sur le monde inanimé.

Cette espérance est presque aujourd'hui une réalité. Sur tous les points civilisés du globe s'élève une génération de physiologistes, qui, dédaignant les systèmes, répandent sur la nature vivante la lumière des sciences physiques, la soumettent aux épreuves de l'expérience, et parviennent ainsi à découvrir quelques-uns des phénomènes qu'elle nous avait cachés jusqu'à présent.

Je n'essaîrai point de retracer dans leur ensemble toutes les découvertes qui déja sont sorties de cet heureux concours d'efforts; le domaine de la Physiologie positive est trop étendu pour qu'il soit possible de le parcourir en un moment; qu'il me suffise d'exposer comment des connaissances nouvelles ont été acquises sur l'une des parties les plus importantes de l'organisation humaine, et de montrer, par un exemple, quelle est, sur la science entière, l'influence de la méthode expérimentale.

Le point sur lequel je m'arrête est toutefois digne d'intérêt; il s'agit du cerveau et des nerfs, de cette pulpe blanche ou grise qui, tantôt réunie en masse plus ou moins considérable, remplit la tête et la cavité de l'épine, et tantôt, sous forme de filaments d'une extrême ténuité, établit une communication directe avec tous les points intérieurs ou extérieurs de notre corps et les masses pulpeuses centrales.

Tel est le système nerveux : ses fonctions, liées à toute notre existence morale, et à une grande partie de notre existence physique, ont été, pour les philosophes, les moralistes et les médecins, un objet de méditations continuelles; et, chose remarquable, le but qui semblait le plus difficile à atteindre dans cette double étude, la détermination de nos facultés morales, est justement celui auquel on est arrivé le plus tôt et le plus sûrement; il suffit de nommer sur ce point les immortels ouvrages de Locke, de Condillac, et les travaux plus récents de Dugald Stewart et de M. de Tracy.

Nous sommes loin d'avoir des notions aussi étendues et aussi précises sur les facultés physiques du système nerveux : malgré les travaux de Haller et de son école, ceux de Bichat et de Legallois, nous ne possédons encore qu'un petit nombre de faits exacts et importants sur une question qui nous intéresse à tant d'égards.

Déja l'on savait que les nerfs donnent à nos organes la sensibilité, et le mouvement à nos muscles; que le cerveau paraît plus particulièrement destiné aux phénomènes intellectuels, le cervelet aux mouvements; mais ce que l'on a ignoré plus long-temps, et ce que les belles expériences de Lorry et de Legallois ont mis hors de doute, c'est que la moelle de l'épine est la partie la plus utile du système nerveux.

Là se trouve le siége principal de la sensibilité et la source de tous nos mouvements; là réside l'instinct impérieux qui nous porte à respirer; de sorte qu'à la rigueur, on pourrait vivre privé de cerveau et de cervelet; mais la vie, sans moelle épinière, n'est plus possible un seul instant.

Voici quelques faits nouveaux qui viennent d'être ajoutés, par des découvertes récentes, à ces faits importants, mais si peu nombreux encore.

L'une de ces découvertes les plus curieuses est due à un physiologiste anglais : elle a rapport à cette admirable faculté par laquelle notre visage devient la peinture fidèle des sentiments qui nous agitent.

On ne doutait pas que les muscles ne fussent les agents de l'expression de la physionomie, et que les nerfs ne les dirigeassent dans leurs diverses contractions. Mais le visage reçoit plusieurs nerfs distincts et particulièrement deux de chaque côté, dont l'un se nomme le *nerf facial*, et l'autre le *nerf maxillaire*. M. Ch. Bell, qui s'est beaucoup occupé du système nerveux, et qui a écrit un *Traité de l'expression* du visage de l'homme et des animaux, s'est demandé lequel, du *nerf facial* ou du *nerf maxillaire*, est l'agent de communication entre les muscles du visage et les sensations intérieures.

Pour en juger, il fallait faire une expérience qui consistait à couper l'un de ces nerfs et à laisser l'autre intact.

L'expérience fut faite sur un *âne*.

Un âne n'était peut-être pas trop bien choisi pour juger de la physionomie; mais enfin cet animal, dont les passions sont assez vives, n'est pas non plus sans expression.

On coupa donc à un âne le nerf facial, et l'on s'aperçut aussitôt que tous les mouvements avaient cessé du côté de la face où la section avait été faite, et particulièrement ceux des paupières et des lèvres. On lui présenta des aliments : il exprimait vivement son appétit du côté intact ; le côté lésé restait morne et inexpressif.

Il n'en fut pas de même lorsqu'il s'empara des aliments ; les mêmes parties, tout-à-fait immobiles par rapport à la physionomie, entrèrent en mouvement dès qu'il fallut que la mastication eût lieu.

Il restait à faire une seconde expérience : il fallait couper le nerf maxillaire en laissant intact le nerf facial. On le fit en effet sur un autre animal, et on trouva que les mouvements d'expression n'avaient rien perdu de leur activité ; tandis que tous ceux qui ont rapport à l'acte de la mastication avaient entièrement cessé.

On fit en outre, dans cette expérience, une remarque importante : c'est que l'animal avait entièrement perdu la sensibilité du côté de la face où le nerf était coupé, bien que l'un des deux nerfs qui se distribuent à cette partie restât dans toute son intégrité.

Cette expérience méritait d'être répétée sur un animal dont les traits eussent une expression plus marquée que ceux de l'âne.

On choisit le singe le plus expressif que l'on put trouver dans la ménagerie *d'Exeter-Change*, et on lui coupa d'un côté le nerf facial; il perdit immédiatement, du côté lésé, la faculté de grimacer; et l'ensemble de sa physionomie prit alors, par le contraste des deux côtés de la face, une expression si singulière, qu'il était impossible, en le voyant, de retenir le rire.

Chacun des assistants fut frappé de l'analogie qui existait entre la figure de ce singe et celle d'un célèbre acteur, en possession d'égayer le public anglais. Il parut très-probable que cet homme tirait parti d'une infirmité naturelle, pour divertir les spectateurs, et la conjecture s'est vérifiée.

Ces diverses expériences, nous les avons répétées, et nous les avons trouvées parfaitement exactes.

Elles jettent une vive clarté sur les fonctions des nerfs de la face : elles prouvent, et d'une manière incontestable, que les mouvements des paupières, des narines, des lèvres, etc., qui forment le jeu de la physionomie, sont sous la dépendance d'un nerf particulier; et que la sensibilité de ces parties et les mouvements relatifs à la mastication sont, de leur côté, dirigés par un nerf spécial.

De semblables résultats ne sont pas seulement curieux sous le rapport de la science, ils ont encore des applications immédiates à la guérison des maladies. Le visage est souvent le siége d'affections qui portent particulièrement sur les organes de l'expression; la bouche se contourne, les paupières se paralysent, etc.; les moyens de guérison ne deviennent-ils pas plus faciles et plus sûrs, lorsque l'on connaît mieux le mécanisme des organes malades? C'est ainsi que les découvertes physiologiques deviennent tôt ou tard l'occasion du perfectionnement de la Médecine.

Sentir et se mouvoir sont les deux phénomènes auxquels se rattachent tous les actes de notre vie extérieure. Dans l'état de parfaite santé, ces deux phénomènes sont tellement liés entre eux, qu'ils semblent n'en former qu'un seul; mais dans l'état de maladie, la séparation s'opère quelquefois d'une manière si tranchée, qu'une partie du corps, et même le corps tout entier, perd entièrement la sensibilité sans rien perdre du mouvement, et, dans d'autres circonstances, perd tout le mouvement, bien qu'il conserve la sensibilité.

Ces faits connus, depuis qu'il y a des maladies, ont été l'objet des recherches des médecins de toutes les époques : on en a conclu avec raison qu'il devait y avoir dans le système nerveux des nerfs pour le sentiment et d'autres pour le mouvement.

Mais ni l'anatomie la plus minutieuse, ni les lésions observées après la mort, ni les expériences sur les animaux vivants, n'avaient pu faire distinguer les nerfs du sentiment de ceux du mouvement.

J'ai été conduit dernièrement à établir cette distinction; et ce qui avait paru jusqu'ici une difficulté insurmontable, se trouve être un des phénomènes les plus simples des fonctions du système nerveux.

Pour comprendre ce résultat, il faut se rappeler que tous les nerfs du corps et des membres ont leur origine à la moelle épinière; mais la manière dont ils sortent de ce tronc doit être remarquée avec soin. Ils ont deux ordres de racines : les unes sont attachées à la partie antérieure de la moelle; et les autres, au contraire, sont fixées à la partie postérieure.

Ces deux ordres de racines sont séparées d'abord par un intervalle assez considérable, mais elles ne tardent pas ensuite à se réunir et à se confondre pour ne former plus qu'un seul nerf.

J'ai constaté, par des expériences directes, que ces racines distinctes ont aussi des fonctions tout-à-fait distinctes; les antérieures sont destinées au mouvement, les postérieures au sentiment. Si l'on coupe les premieres, l'animal perd tout mouvement, mais il conserve intacte sa sensibilité; et, *vice versâ,* si l'on coupe les secondes, la sensibilité est perdue, mais l'animal a conservé ses mouvements.

Il n'y a donc plus de difficulté maintenant sur ces deux ordres de nerfs, les uns propres au mouvement, et les autres au sentiment. On comprend même pourquoi les anciens anatomistes n'étaient point parvenus à les distinguer; c'est qu'opérant sur les nerfs après la réunion des racines en un un seul faisceau, il leur devenait impossible de séparer les filets qui sont destinés à la sensibilité, de ceux qui sont particuliers à la contraction.

J'ai eu l'occasion récente de confirmer sur l'homme ces fonctions différentes des racines et des nerfs.

Un individu avait perdu le mouvement des deux bras depuis plusieurs années; mais il avait conservé une vive sensibilité dans ces parties. Il mourut, et, à l'examen de son corps, on trouva les racines postérieures dans leur état d'intégrité, tandis que les racines antérieures, évidemment altérées, avaient perdu leur substance médullaire, et étaient réduites à leur enveloppe membraneuse.

Les nerfs ne donnent à nos organes la sensibilité ou le mouvement que parce qu'ils tiennent à la moelle épinière; toutes les fois qu'ils en sont isolés par une blessure, ou par toute autre cause, la partie où ils se rendent devient immobile et insensible.

Il était donc curieux de savoir si la moelle de l'épine ne serait pas elle-même partagée en deux moitiés, l'une destinée au mouvement, l'autre à la sensibilité.

Dans les recherches physiologiques, les conjectures qui ne s'appuient encore que sur l'analogie sont souvent démenties par l'expérience; ici, au contraire, l'expérience confirma pleinement la conjecture.

J'ai reconnu que la moelle est comme formée de deux cordons juxta-posés, dont l'un est doué d'une exquise sensibilité, tandis que l'autre est pour ainsi dire étranger à cette propriété, et paraît réservé pour le mouvement.

J'ai constaté la réalité de la séparation des deux propriétés dans toute la longueur de la moelle épinière; et comme il est prouvé par les belles expériences de Legallois, que tous les autres organes, sans exception, tirent de celui-ci leur sensibilité et leur mouvement, on est conduit à cette conséquence remarquable, qu'il faut renoncer à chercher un seul point, dans tout le corps, où la sensibilité et le mouvement soient confondus.

D'après cela, il devenait très-probable

que chez les personnes qui perdent le mouvement en conservant la sensibilité, et réciproquement chez celles qui perdent la sensibilité en conservant le mouvement, il y a maladie, soit du cordon sensible, soit du cordon moteur de la moelle épinière.

Le hasard a voulu, car le hasard a aussi son influence sur la marche des sciences, qu'un aliéné de l'hospice de Charenton eût perdu depuis plus de sept ans le mouvement de tout le corps, bien qu'il conservât la sensibilité; il mourut le mois dernier. M. Royer-Collard, médecin de l'établissement, fit examiner avec le plus grand soin la moelle épinière; et on trouva en effet une altération très-prononcée dans toute la partie motrice de la moelle, tandis que la partie où siége la sensibilité était dans une parfaite intégrité.

Ainsi, plus de doute sur ces deux grands phénomènes de notre vie physique. Ils ont l'un et l'autre leurs organes distincts; et s'il arrive que le sentiment et le mouvement paraissent presque toujours confondus en un seul acte, cela tient peut-être à la continuité de leurs organes.

Tandis que je me livrais à ces recherches sur la moelle épinière, j'ai eu l'occasion de faire une remarque qui ne me paraît pas dépourvue d'intérêt. On pourrait croire que les propriétés de cette partie sont d'autant plus prononcées que l'on pénètre plus profondément dans le tissu qui la compose, et que son centre est pour ainsi dire le sanctuaire le plus caché de la sensibilité et du mouvement. C'est précisément l'opposé qui a lieu : le centre de la moelle n'est pas sensible, et en le touchant on ne met point en jeu la motilité.

C'est à la surface de l'organe que ses propriétés sont sur-tout développées sous le double rapport du mouvement et du sentiment. Les personnes qui pensent que le fluide électrique circule habituellement dans notre système nerveux, pourront tirer de ce fait un nouvel argument en faveur de leur opinion, car l'électricité se place, comme on sait, à la surface des corps qu'elle parcourt.

Je n'ai pas besoin de faire remarquer que les faits que je viens de rapporter, vont avoir une grande influence sur le traitement des diverses paralysies. Comment pourrait-on traiter maintenant, par le même procédé, une paralysie du sentiment, ou une perte du mouvement? Les organes étant différents, les moyens curatifs ne doivent pas être les mêmes. Je suis heureux de le dire, déja plusieurs médecins distingués, qui ne veulent pas que la médecine continue de marcher incertaine dans le vague des hypothèses, ont retiré des avantages marqués de cette distinction physiologique dans la cure des paralysies.

Sans doute il serait de la plus haute importance de savoir comment le sentiment et le mouvement, qui ont leur siége dans la moelle épinière, ainsi que nous venons de le dire, se propagent dans la tête, et s'étendent jusqu'au cerveau et au cervelet : ou, en d'autres termes, de savoir comment les impressions reçues par les sens et les déterminations de la volonté, se transmettent à la moelle épinière. Ici la difficulté expérimentale devient extrême, et je dois avouer que je n'ai rien encore obtenu de positif sur cette question, qui touche à ce que la vie a de plus secret.

Mais le grand nombre d'essais infructueux que j'ai tentés, m'a permis de constater un fait, qui me paraît digne de fixer l'attention des physiologistes, et sur lequel, autant que je sache, on n'avait encore aucune notion.

Quand on met sur un animal les hémisphères cérébraux hors d'état d'agir, l'animal court droit devant lui avec une rapidité singulière et comme s'il était poursuivi; on dirait qu'une force irrésistible le presse et le précipite. Si on arrête, au contraire, l'action du cervelet, les mouvements prennent une direction tout opposée. L'animal recule ; et c'est un phénomène remarquable que de voir un oiseau, par exemple, dont le cervelet a été légèrement touché, ne plus faire, pendant des journées entières, aucun mouvement pour marcher, pour nager ou pour voler, si ce n'est en arrière.

Il semblerait donc résulter de ces expériences, qu'un animal, dans l'état ordinaire de santé, est placé entre deux forces qui se font équilibre, et dont l'une le pousserait en avant, tandis que l'autre le pousserait en arrière; la volonté aurait le pouvoir de disposer à son gré de ces deux forces.

Une maladie peu connue du cheval était propre à vérifier l'exactitude de ces derniers résultats. Les vétérinaires nomment cette maladie *immobilité;* et, en effet, quand on veut faire reculer l'animal qui en est atteint, quelqu'effort que l'on emploie, et quelque moyen que l'on prenne, il reste immobile : les mouvements en avant sont au contraire faciles et semblent même quelquefois avoir lieu sans la participation de la volonté.

Si la conséquence que je viens de déduire est exacte, la maladie doit consister dans une altération physique du cerveau, ou dans un empêchement quelconque de l'action de cet organe.

J'ai fait examiner le mois dernier deux chevaux atteints d'*immobilité,* et la conjecture s'est entièrement vérifiée. Chez l'un et l'autre le cerveau était visiblement altéré; le cervelet, au contraire, était intact.

Il paraît donc démontré que les deux forces motrices opposées du cerveau et du cervelet existent chez les animaux, et que, dans certains cas, elles peuvent se soustraire à l'influence de la volonté.

En serait-il de même pour l'homme? Nos mouvements, qui exécutent avec tant de précision les ordres de la volonté, pourraient-ils cesser d'y obéir, et tomber dans une sorte d'anarchie? enfin, la faculté de vouloir serait-elle distincte de la faculté qui dirige nos mouvements?..... On ose à peine élever ces doutes; il semble qu'on arrive à ces abstractions ardues, bornes éternelles de la raison humaine; et cependant j'ai vu, et j'ai pu étudier pendant plusieurs semaines, chez un homme instruit, et très-capable de s'observer lui-même, la séparation complète de la volonté et de la force qui dirige nos mouvements.

A la suite d'un violent chagrin, l'homme dont je parle perdit tout à coup, et à sa grande surprise, l'influence de la volonté sur ses mouvements; malgré lui, il se voyait contraint de prendre les attitudes les plus bizarres, de faire les contorsions les plus extraordinaires. Le langage ne saurait peindre la multiplicité, l'étrangeté de ses mouvements et de ses poses; dans certains cas, ses mouvements rentraient dans la classe des mouvements ordinaires : ainsi, sans que la volonté y prît aucune part, on le voyait se lever et marcher précipitamment jusqu'à ce qu'il rencontrât un corps solide qui s'opposât à son passage; quelquefois il reculait avec la même promptitude et ne s'arrêtait que par la même cause. On l'a vu souvent reprendre l'usage de certains mouvements, sans pouvoir en aucune manière diriger les autres. C'est ainsi que les bras et les mains obéissaient fréquemment à sa volonté, plus fréquemment encore les muscles de son visage et ceux de la parole. Il lui était quelquefois possible de reculer, dans l'instant où la marche en avant lui était interdite, et il se servait alors de ce mouvement rétrograde pour se diriger vers les objets qu'il voulait atteindre. Cet état a duré quatre mois entiers, et a fini d'une manière on ne peut plus heureuse. Quelques grains d'une substance que la Chimie vient de découvrir (le sulfate de kinine), ont suffi pour faire rentrer les mouvements sous les ordres immédiats de la volonté.

On serait donc fondé à penser que notre faculté de vouloir est autre chose que la faculté de produire et de coordonner nos mouvements en actes réguliers : c'est la seule conséquence que je veuille déduire du fait que je viens de rapporter; plusieurs autres se présentent d'elles-mêmes à l'esprit, mais pour les suivre il faudrait devenir métaphysicien, et je dois rester physiologiste.

Aussi bien l'objet de ce Mémoire, ainsi que nous l'avons annoncé, est moins d'épuiser ce qui peut être dit sur le *Système nerveux,* que d'exposer comment l'on est arrivé à découvrir ce qui vient d'être découvert sur un sujet si important à connaître et si difficile à étudier! Notre tâche est achevée, si, en montrant quels ont été pour l'une des parties de la science les résultats de la méthode expérimentale, nous avons fait sentir quelle doit être son influence sur la science entière.

PUISSE-T-ELLE donc cette méthode heureuse, la seule qui convienne aux sciences naturelles, attirer à elle tous ceux qui portent aux progrès de nos connaissances un intérêt sincère! Puisse la science de nous-mêmes, selon la belle expression de Bacon, marcher long-temps d'un pas assuré dans la carrière nouvelle où elle est entrée, et multiplier ainsi ces découvertes qui honorent l'intelligence de l'homme, et protègent son existence! (*)

(*) Les personnes qui désireraient connaître plus en détail les différents faits rapportés dans ce Mémoire, peuvent consulter mon journal de Physiologie expérimentale, années 1822 et 1823. Paris, chez Méquignon-Marvis, rue Christine, n° 1.

DE L'IMPRIMERIE DE FIRMIN DIDOT,
IMPRIMEUR DU ROI, RUE JACOB, N° 24.

www.ingramcontent.com/pod-product-compliance
Ingram Content Group UK Ltd.
Pitfield, Milton Keynes, MK11 3LW, UK
UKHW012115240726
13965UKWH00004B/1777